AF373734

DE
LA VIANDE

COMME

RÉGIME ALIMENTAIRE

PAR

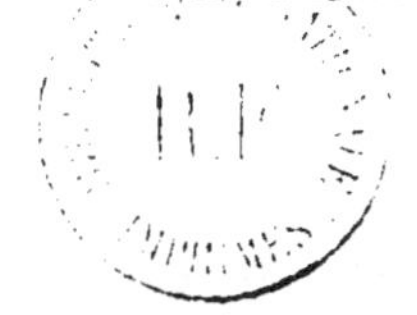

MINETTE

Vétérinaire-Sanitaire à Compiègne.

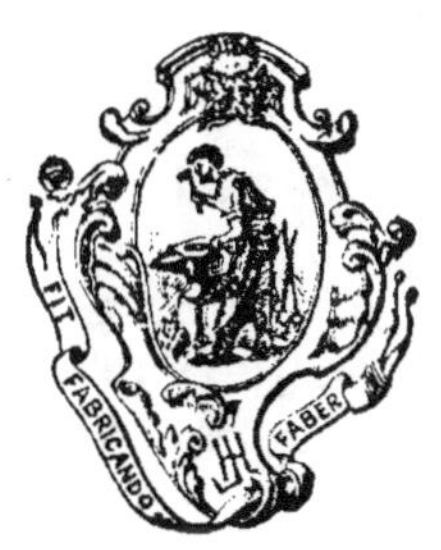

COMPIÈGNE

LIBRAIRIE HENRY LEFEBVRE

31, RUE SOLFERINO, 31

1891

PRÉFACE

En écrivant cette monographie qui intéresse au plus haut degré l'hygiène publique, je ne vise qu'un but: celui de mettre en garde mes semblables contre le danger qui menace leur santé, lorsqu'ils sont exposés à consommer des viandes insalubres provenant d'animaux atteints de maladies susceptibles de se communiquer à l'espèce humaine par les voies digestives. Car, nul n'ignore aujourd'hui que presque toutes les maladies contagieuses de nos espèces animales jouissent du triste privilège de se communiquer à l'homme !

Pour ne citer qu'un exemple comme preuve à l'appui de ma thèse, je ne parlerai que de la phtisie pulmonaire ou tuberculose, qui occasionne malheureusement une mortalité effrayante dans la population des villes notamment ; car le nombre des victimes de cette terrible affection se chiffre annuellement par le cinquième des décès dans toute la France !

Ce sombre tableau suffira amplement à démontrer la nécessité d'une inspection sévère dans la réception des viandes qui sont livrées chaque jour à l'alimentation. Car la viande est une denrée alimentaire de première nécessité, qui entre pour une large part dans le régime quotidien des populations.

C'est surtout pour les pauvres gens, ces déshérités de la fortune, les ouvriers, que j'écris cette brochure inspirée à son auteur par un pur sentiment humanitaire ; car ils ne peuvent prélever sur leur salaire qu'une faible somme destinée à l'achat de la viande de boucherie, cette denrée qui peut seule les aider à récupérer les forces qu'ils dépensent chaque jour au dur labeur qui incombe à la nature de leurs professions. Si ces malheureux ne sont pas assurés de trouver la qualité que doit posséder une faible portion de viande saine et nutritive pour l'entretien de leur santé, ce serait à désespérer de l'existence ; car ils se trouveraient sans cesse exposés à un dilemme terrible: la fatigue d'un travail pénible d'une part et la maladie qui les guette par l'ingestion des viandes insalubres d'autre part !

Dans l'espoir que les lignes qui vont suivre serviront à éclairer la conscience des hommes chargés par la nature de leurs fonctions de veiller sur la santé de leurs administrés, je me mets à la besogne sans plus tarder, car il vaut mieux prévenir que guérir.

MINETTE.

Vétérinaire.

Compiègne, 18 avril 1891.

DE LA VIANDE

COMME RÉGIME ALIMENTAIRE

> « La viande saine constitue
> la force vive d'une nation. »

De la Viande de Boucherie.

Dans cette brochure, je ne m'occuperai que de l'étude des viandes provenant des animaux ruminants abattus journellement pour la consommation. Car l'usage de la viande de cheval est limité aux grands centres où la population ouvrière est agglomérée et nombreuse.

Dans notre ville, cette denrée alimentaire n'aurait pas chance de rencontrer un grand nombre de consommateurs. Et certes, je ne les blâmerais pas ; car la viande de cheval, même de bonne qualité, manque de saveur ; elle n'est pas agréable au goût, puis elle est moins nutritive que celle des herbivores de l'espèce des ruminants (bœuf, vache, veau, mouton), que nous consommons journellement sans répugnance, surtout lorsque ces animaux sont bien nourris et engraissés pour le commerce de la boucherie.

Je passerai en revue l'étude de la viande provenant de chacune de ces espèces examinée au point de vue de ses qualités d'abord ; puis je décrirai les signes à l'aide desquels on peut reconnaître à première vue les différentes altérations qu'elle peut subir par les influences atmosphériques et par les effets de la maladie. Car les causes de l'altération des viandes sont nombreuses et multiples dans leur origine.

Pas n'est besoin de constater la présence de germes morbides dans leur composition, pour constater parfois leur degré d'insalubrité. C'est une étude assez longue mais très instructive que j'entreprends aujourd'hui, je le sais; mais lorsqu'il s'agit de sauvegarder la santé de mes concitoyens, je ne recule devant aucune peine, que peut me susciter une œuvre aussi utilitaire.

C'est avec satisfaction que j'accomplis la tâche que je me suis imposée, celle de rendre service à mes semblables dans la mesure de mes faibles moyens inhérents à ma modeste profession de vétérinaire.

CHAPITRE PREMIER

DE LA VIANDE DE BŒUF, VACHE, VEAU ET MOUTON

Viande de première qualité. — Les caractères de la viande de bœuf de première qualité sont les suivants: sur un fond rouge vif, vermeil, se dessinent de nombreuses lignes ou pointillés de graisse, marbré ou persillé d'autant plus fin et d'autant plus blanc que la viande est plus fine et que son état de graisse est plus complet. Son tissu est ferme et élastique; sa coupe est facile et laisse voir un grain fin et serré. De date récente, cette coupe est légèrement humide; elle répand une odeur douce et fraîche. Le jus de cette viande est de couleur rouge vermeille analogue à celle du sang de l'animal sacrifié. Dans une région extérieure, la viande est couverte d'une croûte épaisse de 1 à 2 centimètres, ferme, blanche ou jaune beurre frais. Cuite à point, elle se coupe facilement, et le bouillon qui en provient est d'un parfum exquis; ce produit est garni d'œils larges et nombreux.

Rôtie, la viande est tendre à la dent et son jus comme parfumé ; elle contient relativement peu d'eau, elle nourrit réellement et rend les forces à l'organisme fatigué ou épuisé par les souffrances.

La viande de vache présente les mêmes caractères dans cette catégorie. Les bœufs français âgés de quatre à huit ans et les bonnes vaches de quatre à six ans, n'ayant pas porté ou n'ayant eu que deux à trois veaux au plus, sont susceptibles de fournir de la bonne viande, de la viande de première qualité.

Le veau de première qualité a la viande blanche ou d'un rose très pâle, sa fermeté relative est caractéristique de l'âge de six semaines à deux mois, époque de la vie de l'animal, car cette viande est à la fois ferme à la coupe et tendre à la dent. Le suif des rognons est blanc et ferme.

Les os du veau fait sont résistants et les surfaces articulaires d'un bleu plombé.

Chez le mouton, la première qualité de viande est ferme, dense, de couleur rouge vif ; son odeur est fraîche, son suif revêt une coloration blanche très prononcée. Un bon gigot est court, épais, ferme et garni de graisse blanche et ferme à sa base.

Je toucherai deux mots de la viande de porc, denrée alimentaire très recherchée des classes pauvres comme charcuterie.

La meilleure viande est de couleur claire ou rose pâle, marbrée de graisse, d'un grain fin et d'une résistance bien prononcée ; sa coupe est onctueuse au toucher ; elle déchète peu à la cuisson et prend facilement le sel. Le lard de première qualité est blanc ou légèrement rosé, d'un grain fin ; de plus, il est ferme et se coupe facilement. La bonne graisse est blanche, ferme et ne donne que peu de déchet après la fonte.

Viande de deuxième qualité. — La viande de deuxième qualité a encore la couleur rouge ; sur sa coupe on aperçoit des lignes blanchâtres de graisse, qui donnent à cette denrée un aspect marbré plutôt que persillé. Ses propriétés physiques sont moindres que dans la classe précédente ; son grain est aussi moins fin ; sa couverture est moins épaisse et moins fine; la graisse intérieure est moins abondante et moins mûre. C'est de la viande ordinaire, bonne il est vrai, mais elle ne vaut pas la précédente. Son bouillon est plus clair et pauvre en arôme ; rôtie, elle est plus dure à la dent; sa saveur est moins fine et moins délicate au goût.

Dans le commerce de la boucherie, on désigne les viandes appartenant à cette classe sous le nom de viandes de fournitures (hôpitaux, collèges, restaurants, de second ordre).

La viande du veau et du porc de cette classe présente des caractères objectifs analogues qui la différencient de la viande de première qualité.

Viande de troisième qualité. — La viande de troisième qualité a une couleur pouvant varier du rouge pâle au rouge le plus foncé. Elle est fournie par des animaux trop jeunes ou bien par des sujets trop âgés.

Elle jouit encore d'une certaine résistance qui dénote l'état sain de l'animal qui l'a fournie, mais sa fermeté et son élasticité sont très peu accusées. A la coupe elle est humide et cède sous la pression des doigts ; son grain est grossier ; le marbré ou le persillé ne s'y rencontrent pas. Son tissu cellulaire est mou, lâche, car les animaux qui fournissent cette viande ont tous été soufflés après l'abatage. Abandonnée à l'air, après quelques heures, cette viande se noircit, se dessèche et se retire ; son tissu cellulaire devient jaunâtre. Elle perd beaucoup comme aspect et comme poids, grâce à l'évaporation d'une grande quantité d'eau qui entre dans sa composition. Car, sur un bœuf d'un embonpoint modéré médiocre, l'eau forme environ les 2/3 du poids de la viande ; tandis que chez un bœuf gras, ce rapport se réduit à 50 p. 100 et souvent moins.

Il y a donc avantage à acheter de la viande de première qualité sous tous les rapports. La viande de troisième qualité est saine, mais peu nutritive. C'est cette qualité qui est malheureusement trop souvent mise en distribution pour servir à l'alimentation des troupes. Le système défectueux des adjudications est en ce sens vicieux, qu'on arrive à livrer à l'État, au prix moyen de 50 à 55 centimes la livre de la viande, alors que celle de qualité moyenne se vend au public 80 centimes ou 1 franc la même qualité. Il est facile de comprendre comment nos malheureux soldats ne consomment jamais que des viandes peu riches en osmazôme, matière essentiellement azotée et très complexe, qui constitue la richesse nutritive de ces denrées alimentaires par excellence.

Il serait à souhaiter que les corps de troupes achetassent eux-mêmes les animaux de boucherie sur pied, et qu'ils se fissent les pourvoyeurs de viandes saines et de bonne qualité pour le salut de notre armée. Car les exigences actuelles du service militaire obligatoire pour tous nécessitent des exercices pénibles et fatigants pour nos jeunes soldats, qui ont besoin d'une nourriture saine et alibile pour l'entretien de leurs forces et la conservation de leur santé. La ration quotidienne réglementaire de viande accordée à chaque homme de troupe est réglée sur un budget fixe, qui ne permet pas de remplacer la qualité par la quantité; aussi devrait-on exiger que cette faible portion fût saine et de bonne qualité? C'est là mon plus cher souhait.

CHAPITRE II

Au point de vue de l'hygiène publique, doit être retirée de la consommation :

1° Toute viande dont la maigreur extrême est telle qu'elle entraîne une absence complète des propriétés qui caractérisent un aliment complet, dans toute l'acception du mot;

2° Toute viande présentant des caractères d'insalubrité, résultant d'une organisation incomplète de la trame organique, soit d'un état maladif de l'animal qui l'a fournie, soit enfin par suite d'une altération propre des éléments qui entrent dans sa composition nutritive.

Comment peut-on reconnaître, malgré les préparations que le boucher fait subir à la viande qu'il débite, que cette denrée alimentaire provient d'un animal parfaitement sain?

Il faut d'abord établir, en principe, qu'une foule d'altérations de la viande sont indépendantes de l'état de santé des animaux qui la fournissent : telles sont les altérations dues aux influences atmosphériques.

Celles-ci sont faciles à apprécier même par des personnes étrangères à la profession vétérinaire, et c'est évidemment le plus grand nombre.

D'autres altérations, de nature spécifique, sont localisées dans certains organes spéciaux, les poumons notamment; elles sont du ressort de l'inspecteur-vétérinaire chargé de l'examen des viandes dans une localité.

Enfin, il peut exister des altérations dont la nature ne saurait être précisée sans le secours du microscope ou de l'analyse chimique. C'est aux spécialistes chargés de veiller sur la santé de leurs concitoyens

qu'il appartient d'apporter la plus scrupuleuse obser-
vation pour la réception des viandes provenant d'animaux contaminés de maladies contagieuses. Leurs
fonctions les condamnant forcément à endosser une
responsabilité morale considérable, je les engage
fortement à mesurer toute l'étendue de sa gravité;
car les maladies contagieuses de nos animaux domes-
tiques jouissent malheureusement du triste privilège
de se communiquer à l'espèce humaine par les voies
digestives.

1ʳᵉ classe. Viandes maigres. — La maigreur se décèle
par une diminution sensible de l'élément musculaire,
et par la proéminence du système osseux. Chez les
sujets étiques, la graisse a disparu sous la peau aussi
bien que dans les interstices musculaires, dans les
épiploons, les mésentères aussi bien qu'autour des
reins.

La graisse le long de la colonne vertébrale est rem-
placée par une sorte de mucosité synoviale, jaunâtre,
ne figeant jamais, même par la température la plus
froide.

Le tissu cellulaire à l'entrée de la poitrine, sur les
côtes, à la face interne des épaules, est lâche, mou,
à mailles d'autant plus développées que les animaux
ont été plus soufflés après l'abatage.

De nombreuse taches ecchymotiques, des épanche-
ments sanguins, des infiltrations séreuses jaunâtres
du tissu cellulaire sous-cutané sont visibles et résul-
tent d'un décubitus plus ou moins prolongé de l'animal.

La viande maigre a perdu une notable partie de
ses qualités nutritives.

De nombreuses maladies aiguës et inflammatoires
peuvent occasionner la maigreur par les souffrances
physiques que les animaux malades subissent, et cela
souvent dans un temps très court; car la fièvre allu-

mée au sein de l'organisme brûle la graisse à l'instar
de la mèche allumée qui consume l'huile d'une lampe
par les phénomènes de la combustion.

Cette viande est molle et s'écrase facilement sous
les doigts. Il n'y a plus trace de graisse. Sa couleur
est brune et noirâtre ; sa coupe laisse suinter un
liquide clair et jaunâtre ; son grain est grossier ; son
odeur fade, aigre ou piquante, suivant le temps
écoulé après sa coupe ; son tissu cellulaire est gonflé
par le vent ; elle demeure collée au mur contre lequel
on la projette.

Vers le lendemain du jour où l'animal a été abattu
la viande maigre se dessèche, se retire et noircit sen-
siblement ; elle perd de son poids par l'évaporation
de l'eau qu'elle contenait (75 p. 100) ; le peu de graisse
qui y adhère a conservé son aspect muqueux et sa
consistance molle.

Toute viande réellement maigre doit donc être
rejetée impitoyablement de la consommation.

2º classe. Viandes gélatineuses. — Ces viandes pro-
viennent d'animaux trop jeunes ; elles manquent de
consistance et de propriétés nutritives qui les rendent
indigestes.

Des industriels malhonnêtes livrent parfois à la
consommation de la viande de veau mort-né. Ce commerce honteux doit être dénoncé chaque fois qu'il est
découvert.

Cette viande est pâle, molle, humide, gélatineuse
et s'écrase facilement sous la pression des doigts.
Cette denrée est susceptible d'occasionner des trou-
bles digestifs et un effet laxatif sur les personnes qui
les ingèrent sans méfiance sur leur origine.

3º classe. Viandes saigneuses. — La saignée pratiquée dans les conditions normales aux animaux de
boucherie, prive la viande d'une quantité de sang
dont le séjour au milieu des tissus provoquerait après

la mort la prompte décomposition de la viande, altération que rendrait plus ou moins rapide l'état de l'atmosphère ambiante.

La saignée imparfaite communique à la viande une coloration rouge anormale.

Cette particularité peut dépendre d'une cause naturelle ou bien d'une cause congestionnelle.

Après une longue marche, la fatigue, ou bien par suite d'une stabulation prolongée, il se déclare parfois des accidents qui nécessitent l'abatage des animaux à bref délai, afin d'éviter une mort prochaine.

La viande, dans ces conditions, prend une teinte rouge anormale qui nous la fait appeler viande saigneuse ou imparfaitement saignée. A plus forte raison cette particularité existe-t-elle à un degré très prononcé lorsque la saignée a été pratiquée *post-mortem*.

Cette viande ne tarde pas de devenir insalubre par les phénomènes de décomposition putride qui s'en emparent.

C'est à l'inspecteur de reconnaître le degré de salubrité de ces viandes, et à en tolérer ou à en prohiber la mise en vente.

4° classe. Viandes malades. — L'examen de ces viandes constitue la partie délicate de la mission qui incombe au vétérinaire-inspecteur. Car souvent la disparition des organes malades ou le grattage de certaines régions de l'organisme par le boucher opérateur rendent tout examen bien difficile à l'expert, je dirai même impossible, pour arriver à connaître la nature de la maladie pour laquelle l'animal abattu a été livré à la consommation.

Lorsque les maladies sont de nature franchement inflammatoire ou congestionnelle, il y a moins de danger pour le consommateur.

Mais il n'en est plus de même lorsque la maladie

est de nature spécifique et contagieuse. C'est dans ce cas surtout que l'inspecteur doit redoubler de vigilance et s'entourer de toutes les précautions que lui enseigne la science médicale, secondées par les études microscopiques, avant de permettre la mise en vente de viandes suspectes et contaminées.

Cette grave question relève seule de l'expertise médico-légale. Dans le doute il est préférable de saisir impitoyablement toute viande de provenance douteuse; car dans l'espèce l'inspecteur ne sera jamais blâmé d'un excès de zèle et de sévérité. Et dans le cas contraire il serait passible de peines très sévères, qu'il aurait justement méritées.

Je ne puis aller plus avant dans la description d'un sujet qui est du ressort des études anatomo-pathologiques.

Je m'arrêterai donc dans la rédaction de mon travail bien incomplet, il est vrai; mais en souhaitant à mes lecteurs qu'ils ne mangent, à l'avenir, que de la viande saine et de bonne qualité; car de ces deux propriétés dépend seul le salut de leur santé.

C'est la grâce que je leur souhaite au point de vue de la prospérité nationale.

MINETTE,
Vétérinaire à Compiègne.

18 avril 1891.

Compiègne. — Imprimerie HENRY LEFEBVRE, rue Solferino, 31.

266